Névrose et psychose

SIGMUND FREUD
AUX ÉDITIONS PAYOT & RIVAGES

Cinq leçons sur la psychanalyse, suivi de : *Contribution à l'histoire du mouvement psychanalytique*
Psychopathologie de la vie quotidienne
Totem et tabou
Introduction à la psychanalyse
Essais de psychanalyse
Dora. Fragment d'une analyse d'hystérie
Le Petit Hans, suivi de : *Sur l'éducation sexuelle des enfants*
L'Homme aux rats. Un cas de névrose obsessionnelle, suivi de : *Nouvelles Remarques sur les psychonévroses de défense*
L'Homme aux loups. D'une histoire de névrose infantile
Le Président Schreber. Un cas de paranoïa
Malaise dans la civilisation
L'Homme Moïse et la religion monothéiste
Psychologie de la vie amoureuse
Notre relation à la mort
Trois essais sur la théorie sexuelle
Au-delà du principe de plaisir
Psychologie des foules et analyse du moi, suivi de : *Psychologie des foules* (Gustave Le Bon)
Le Moi et le Ça
Pulsions et destins des pulsions
L'Inconscient

(Suite en fin d'ouvrage)

Sigmund Freud

Névrose et psychose

*Traduction inédite de l'allemand
par Nicole Casanova*

Préface de Robert Neuburger

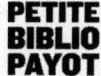

Retrouvez l'ensemble des parutions
des Éditions Payot & Rivages sur

payot-rivages.fr

Conseiller scientifique : Gisèle Harrus-Révidi

© Éditions Payot, Paris, 1974
pour la traduction du texte de Sándor Ferenczi
© Éditions Payot & Rivages, Paris, 2011
pour l'extrait du *Président Schreber*
et 2013 pour la préface, les autres traductions françaises
et la présente édition

PRÉFACE

Faire surgir la parole là où d'autres s'efforcent de la faire taire

par Robert Neuburger

Les deux essais de Freud que l'on va lire datent de 1924 et postulent une opposition entre deux types de troubles : les névroses et les psychoses. Comment les distinguer ?

La névrose est faite de symptômes dont la fonction, selon Freud, est d'éviter la rencontre avec des pensées dérangeantes, donc de préserver le refoulement de pulsions inacceptables pour le moi des sujets. Parmi les symptômes névrotiques, on trouve notamment certaines phobies comme les agoraphobies ou les phobies alimentaires, mais aussi des tendances à répéter les situations d'échec amoureux ou professionnel, ou encore des compulsions à répéter certains rituels compliquant la vie quotidienne.

La psychose, quant à elle, est le fait pour un sujet d'échapper à des contraintes contextuelles inacceptables ou impossibles à intégrer, en créant une nouvelle réalité qu'il est le seul à percevoir et qui le protège tout en l'enfermant.

Dans ces textes, Freud essaie de rendre compte essentiellement de la psychose, qui reste, après sa découverte du sens des productions névrotiques, le « continent noir » de la psychiatrie en raison de l'aspect irrationnel et énigmatique des comportements et des convictions psychotiques. Ses propos et ses hypothèses sont à lire comme une réponse posthume à ceux et celles qui se font exister en attaquant la psychanalyse. Il ne faudrait pas oublier, en effet, que Freud a permis à la psychiatrie de franchir un pas immense en montrant que névrose et psychose ne définissent pas des anormaux, mais des êtres qui ont tenté de trouver des solutions – certes dysfonctionnelles – à des problèmes profondément humains.

« Nous sommes des nains assis sur les épaules de géants », disait Bernard de Chartres – et il ne fait aucun doute que Freud était un géant. Ses écrits ont parfois été assimilés – à tort – à une Bible, à des textes sacrés auxquels on ne peut que se soumettre, c'est-à-dire à des croyances. Mais les deux courts essais publiés ici dans la traduction nouvelle de Nicole Casanova montrent bien autre chose. Ils sont des incitations à poursuivre des recherches dans des directions que Freud n'avait perçues qu'intuitivement. La première est une réflexion éthique.

La voie éthique

En matière d'éthique, il existe principalement deux courants dans les sciences humaines et particulièrement en psychiatrie. L'un est composé de chercheurs qui s'acharnent à trouver ce qui fait la différence entre des êtres dits normaux et des anormaux, quitte à amplifier les différences. L'autre, initié par Freud, met l'accent sur un continuum entre un état dit normal et un état pathologique.

Cette position éthique est illustrée dans un écrit d'un autre humaniste, Claude Lévi-Strauss : « Sous couvert d'objectivité scientifique, les premiers cherchaient [et cherchent toujours] inconsciemment [ou non...] à rendre les seconds – qu'il s'agisse de malades mentaux ou de prétendus "primitifs" – plus différents qu'ils ne sont. [...] La première leçon de la critique, par Freud, de l'hystérie de Charcot, fut de nous convaincre qu'il n'existe pas de différence essentielle entre les états de santé et de maladie mentale ; que de l'un à l'autre se produit, tout au plus, une modification dans le déroulement d'opérations générales que chacun peut observer pour son propre compte ; et que, par conséquent, *le malade est notre frère*, puisqu'il ne se distingue pas de nous sinon par une involution – mineure dans sa nature, contingente dans sa forme, arbitraire dans sa définition, et en droit au moins, temporaire – d'un développement qui est fondamentalement celui de toute existence individuelle. Il était [et il est toujours !] plus confortable de voir dans le malade mental un être d'une espèce rare et singulière, le produit objectif de fatalités externes ou internes, telles que l'hérédité, l'alcoolisme ou la débilité[1]. »

Cette distinction est reprise par Sándor Ferenczi dans l'article qui suit les deux textes de Freud. Le psychanalyste hongrois y pointe l'apport fondamental de Freud : « Avant Freud, la psychiatrie ne reposait pas sur la psychologie, on s'efforçait de ramener les symptômes pathologiques à des altérations du cerveau. »

Si l'on relie ces propos de Ferenczi et de Lévi-Strauss à ce que dit Freud, il est clair que le problème de la psychiatrie est moins celui des supposés malades que la façon dont certains observateurs créent leur objet d'observation, « le malade ». Il y a ceux qui tentent d'isoler, de catégoriser certains humains en fonction de leurs symptômes, d'en faire des êtres à part. Et il y a ce que Freud a apporté

---

1. Claude Lévi-Strauss, *Le Totémisme aujourd'hui*, Paris, PUF, 1965.

en montrant que rien n'est plus humain, plus proche de nous, que la souffrance psychique et ses conséquences.

Au début de notre ère, il est dit qu'un provocateur romain a demandé à Rabbi Hillel de lui enseigner la doctrine juive, le temps qu'il puisse rester debout sur une seule jambe. Hillel lui répondit : « Ce qui t'est haïssable, ne le fais pas à ton prochain ; c'est là toute la Loi. Le reste n'est que commentaire. » Imaginons que le même défi, mais concernant la psychanalyse, ait été adressé à Freud ; sa réponse aurait pu être : « Le symptôme a un sens et une fonction, le reste n'est que commentaire. »

Une autre anecdote peut faire saisir l'enjeu. On raconte que certains voyageurs se promenaient sur une lande en Irlande. Au loin, ils virent un homme s'agiter de façon curieuse derrière un muret, avoir des gestes apparemment insensés. Leur réflexion immédiate fut qu'il ne pouvait s'agir que d'un malade mental. Mais en s'approchant, ils purent jeter un œil au-dessus du muret et ils virent qu'il s'agissait de Konrad Lorenz qui faisait la mère oie pour de petites oies qui le suivaient comme s'il les avait engendrées. Il y a, parmi les psychiatres et les psychologues, ceux qui se contenteront toujours de regarder de loin et qui pourront alors, d'un regard d'entomologiste, catégoriser ces comportements sans y voir autre chose que des anomalies. Et il y a ceux qui, comme Freud, regardent par-dessus le muret et découvrent que les comportements, même en apparence les plus insensés, ont un sens. Ceux-là s'appellent Victor Frankl, Georges Devereux, Gregory Bateson, Boris Cyrulnik – et bien d'autres qui ont recherché et recherchent toujours derrière les comportements symptomatiques l'origine des souffrances qui ont pu engendrer ces troubles.

Il n'y a pas de destin psychiatrique. Tant qu'un être n'a pas été confronté à certains contextes et à certaines pulsions, on ne peut pas savoir si sa réaction le fera considérer comme appartenant au monde des « normaux » ou à celui des « anormaux ». En effet, la plupart des comportements, et en particulier ceux des psychotiques, sont des réactions normales à un contexte anormal. Telle est l'éthique freudienne.

On voit que l'enjeu est important, car, en matière de sciences humaines, aucun progrès n'est définitivement acquis. L'obscurantisme pointe régulièrement le bout de son nez, et parfois bien plus. Sous la pression des laboratoires pharmaceutiques, un courant qui était relativement discret devient aujourd'hui la nouvelle vérité. On se croit revenu à une ère prépasteurienne. Rappelons que le débat auquel a dû se confronter Pasteur était de même nature. La version des autorités officielles, l'Académie de médecine en tête, était la théorie de la génération spontanée, que les moisissures et autres purulences naissaient spontanément et que l'on n'y pouvait pas grand-chose. Le courant psychiatrique que l'on a tendance à appeler organiciste ne dit pas autre chose. Il est en fait plus idéologique qu'organiciste. Il consiste à avancer que certains êtres humains, à cause de leur constitution génétique, seraient inférieurs en qualité à d'autres. On est au plus près d'une pensée raciste, voire eugéniste, quand on voit certains psychiatres s'arroger le pouvoir de convoquer des proches de patients soi-disant atteints de

« maladies » pour leur annoncer que toute leur descendance est menacée du même mal, et cela, sans aucun fondement scientifique. Comme disait George Bernard Shaw, « méfiez-vous des faux savoirs, ils sont plus dangereux que des ignorances ».

Les généticiens sérieux n'ont pourtant aucun mal à démonter ces théories fumeuses. Écoutons l'un d'entre eux, parmi les plus connus, Arnold Munnich : « Il n'y a pas – il n'y aura pas – un gène de l'homosexualité, un gène de la violence, un gène de la schizophrénie, un gène de l'autisme... La personne humaine ne peut être réduite à son génome, et nous sommes heureusement loin d'être déterminés par nos seuls gènes [1]. »

Pourquoi cet étrange courant ? Une rencontre, lors d'un congrès de psychiatres à Budapest, m'a fait saisir l'enjeu. Après une conférence que j'avais donnée sur les psychothérapies familiales, un jeune psychiatre russe s'est avancé vers moi et m'a interpellé :

---

[1]. Arnold Munnich, Caroline Glorion, *La Rage d'espérer*, Paris, Plon, 1999.

il n'avait pas compris ce que j'avais présenté. Je commençais à lui répéter les points que je jugeais importants quand il me coupa : cela, il l'avait parfaitement saisi, mais ce qu'il ne comprenait pas, c'était la raison pour laquelle j'avais abandonné le pouvoir !

Effectivement, et Michel Foucault avait repéré ce sophisme, à force « de mettre en rapport directement la déviation des conduites avec un état qui est à la fois héréditaire et définitif, la psychiatrie se donne le pouvoir de ne plus chercher à guérir [1] ». Le praticien n'a plus qu'à gérer les troubles de son patient, qui sont, d'après lui, par nature irréversibles puisque liés à sa constitution génétique, et qu'il s'agit d'un destin malheureux auquel le patient doit se soumettre. Il devra donc se soumettre à la médecine, car la question d'une guérison possible est d'emblée exclue. La conclusion est toujours la même : le patient est astreint à prendre des médications toute sa vie… pour le plus grand bonheur des laboratoires pharmaceutiques.

---

1. Michel Foucault, *Les Anormaux. Cours au Collège de France, 1974-1975*, Paris, Gallimard/Seuil, 1999.

Comment rester normal ?

Freud a indiqué dans ces textes au moins deux pistes de recherche qui lui semblaient prometteuses et qui sont toujours actuelles. La première est la plus originale. Elle consiste à poser le problème à l'envers : comment s'y prend-on, alors que les conflits entre instances sont la règle – que ce soit entre nos pulsions et notre moi en ce qui concerne le risque névrotique, ou entre la réalité et notre moi en ce qui concerne le risque psychotique – pour conserver un profil réputé normal ? « On voudrait savoir, écrit-il, dans quelles circonstances et grâce à quels moyens le moi réussit à échapper à de tels conflits, certainement toujours présents, sans tomber dans la maladie. » Plus tard, c'est surtout l'ethnopsychiatre Georges Devereux qui s'est aventuré dans cette direction.

Dans un livre consacré à la dépression [1], j'ai personnellement tenté de répondre en partie

---

1. Robert Neuburger, *Exister. Le plus intime et fragile des sentiments*, Paris, Payot, 2012.

à cette question posée par Freud en partant de l'idée que chacun devrait se vivre comme déprimé étant donné le destin mortel qui est le nôtre, et en soutenant que l'important est de savoir comment on s'y prend pour se sentir néanmoins exister.

*Névroses et psychoses
ne sont pas des destins*

La seconde voie que Freud nous indique, elle aussi originale, est la place qu'il accorde aux facteurs extérieurs, que ce soit dans ce qui favorise une névrose ou dans ce qui plonge un être dans la psychose.

À partir du moment où il a saisi que les symptômes psychiatriques étaient un langage et avaient un sens et une fonction, Freud s'est très logiquement mis en quête des facteurs extérieurs, contextuels, qui pouvaient rendre compte de troubles psychiques graves, telles des névroses et surtout des psychoses.

Dans la névrose, les facteurs pathogènes sont inscrits dans le passé. C'est l'inadéquation entre des pulsions précoces et des situations traumatiques qui engendre des sentiments de culpabilité, donc pousse au refoulement de souvenirs douloureux qui resurgissent sous la forme de conduites apparemment insensées lors de rencontres avec des situations spécifiques. Prenons l'exemple suggéré par Freud dans « La perte de la réalité dans la névrose et la psychose » : le cas d'Elisabeth von R., qui est l'une des situations étudiées dans *Études sur l'hystérie*. Cette jeune fille souffre de douleurs inexpliquées dans les jambes. Ces douleurs ne correspondent à aucune pathologie organique connue et l'empêchent de marcher normalement. Curieusement, elles sont surtout localisées sur la face antéro-supérieure de la cuisse droite. Freud, dans les facteurs qui, selon lui, sont à l'origine de ces troubles, repère des souvenirs qu'il réussit à extraire de sa patiente. Celle-ci ne les livre pas sans résistance : « les jambes douloureuses commencèrent à parler » lorsque Freud appliqua une technique qui augura de la future psychanalyse en indiquant à la patiente qu'elle devait lui faire part de tout « ce qui surgirait devant son regard intérieur ou dans son esprit ». Il semble qu'elle se soit infligé ces douleurs et autres symptômes essentiellement à la suite de deux événements marquants dans le sens où ils ont engendré des sentiments de culpabilité persistants. L'un est d'avoir pris plaisir à une rencontre avec un jeune homme alors que son père, dont elle s'occupait beaucoup du fait de sa santé défaillante, a vu son état s'aggraver pendant son absence. Et surtout des pensées qui ont nécessité un refoulement violent et des symptômes où l'on peut voir une autopunition et qui concernaient une attirance qu'elle a ressentie pour son beau-frère alors que son épouse, sœur de la patiente, venait de mourir.

Une remarque s'impose ici, qui repose sur des constats cliniques renouvelés. Il est tout à fait possible que son beau-frère ait fait ce qu'il fallait pour susciter un tel engouement chez sa jeune belle-sœur. Freud dit de lui : « Ce beau-frère [...] était un homme fait pour plaire à des femmes ayant des sentiments délicats et habituées à tous les égards. » Comme cela se produit fréquemment, elle a pris sur elle toute la culpabilité de ce sentiment amoureux qui l'a manifestement beaucoup perturbée, au point de déclencher des symptômes somatiques spectaculaires. Ce n'est que plus tard que Freud mettra en évidence que ces événements actuels renvoient à des sentiments de culpabilité inconscients liés à des séductions précoces.

Il ne s'agit donc pas nécessairement d'abus sexuels, mais aussi, parfois, des situations ambiguës, troublantes. Ainsi, une patiente qui, des années après, a pu reconstituer ce qui fut pour elle une source de sentiment de culpabilité : le fait d'avoir ressenti des émois sexuels alors quelle faisait la sieste avec son cousin plus âgé, et ce, bien que rien ne se soit réellement passé. De ce fait, la recherche imposée à leurs patientes par certains thérapeutes de retrouver à tout prix des souvenirs d'abus sexuels et qui sont effectivement parfois en cause, cette recherche peut empêcher la remémoration de scènes en apparence moins dramatiques, mais tout autant pathogènes.

Pour les psychoses, Freud indique qu'elles proviennent du rapport du moi avec le monde extérieur : « Il nous sera également facile, d'après ce que nous avons compris jusqu'ici du mécanisme des psychoses, d'introduire des exemples tendant à montrer que le rapport entre le moi et le monde extérieur y est troublé. » Et plus loin : « La folie se trouve comme une pièce posée là où était à l'origine une faille dans la relation avec le monde extérieur. »

Mais qu'est-ce qui peut provenir du monde extérieur et qui nécessite ce repliement psychotique ? Cette voie de recherche proposée par Freud a été explorée de deux façons. D'une part, les psychanalystes ont tenté de mieux saisir le mécanisme psychotique à partir des récits de patients. On relève les noms de Paul-Claude Racamier, Octave Mannoni, Jacques Lacan, Piera Aulagnier... De façon parallèle, des psychiatres issus du mouvement de l'antipsychiatrie ont plutôt recherché les facteurs exogènes, contextuels, qui pouvaient favoriser l'entrée dans la psychose. On citera en premier lieu la recherche fondamentale de Laing et Esterson [1] qui ont pu démontrer, à partir de

---

1. Ronald D. Laing, Aaron Esterson, *L'Équilibre mental, la folie et la famille*, Paris, Maspero, 1971.

l'observation prolongée (plusieurs mois, voire plusieurs années) de familles où une patiente présentait des troubles psychotiques baptisés schizophréniques, que ces comportements sont des « réactions normales à un contexte anormal », pour reprendre l'expression de Georges Devereux. En effet, ils ont pu observer et décrire des modes communicationnels pathogènes, du type double lien. Ces modes de communication transmettaient une réalité falsifiée, altérée, troublante, dans laquelle les patientes erraient entre le désir de croire les figures parentales respectées qui tenaient ces propos pour le moins curieux et leurs propres perceptions qui étaient bien différentes et finissaient par se replier dans un monde délirant, une réalité alternative, comme ce que Freud anticipait.

Ces deux courants ont produit des attitudes thérapeutiques contrastées. Certains ne veulent connaître que le patient et tentent de l'isoler d'un contexte décrit comme pathogène afin de saisir le sens de ses productions délirantes. D'autres, essentiellement des thérapeutes familiaux, tentent de saisir les raisons du dysfonctionnement familial et s'efforcent de changer le contexte du patient en donnant du sens au comportement de ces familles.

Le mérite de conclure revient à Ferenczi qui rappelle dans sa courte présentation à l'occasion du soixante-dixième anniversaire de Freud l'essentiel des découvertes que l'humanité doit à l'inventeur de la psychanalyse et qu'il résume admirablement : « [Avec Freud] le comportement du malade mental cessait d'être absurde… Quand on a considéré leurs manifestations comme des formes représentatives de tendances humaines universelles, c'est-à-dire quand on a commencé à comprendre le langage des malades mentaux, alors seulement on les a acceptés au sein de la communauté humaine. »

Robert Neuburger [1]

---

[1]. Psychiatre, psychanalyste, thérapeute de couple et de famille, auteur notamment de *L'Art de culpabiliser*, Paris, Payot, coll. « Petite Bibliothèque Payot », 2010.

Névrose et psychose[1]

---

[1]. Ce texte, intitulé en allemand « Neurose und Psychose », a paru pour la première fois en janvier 1924 dans l'*Internationale Zeitschrift für Psychoanalyse* (vol. X, n° 1, p. 1-5). Il est ici proposé dans une traduction inédite, due à Nicole Casanova.

Dans *Le Moi et le Ça*[1], j'ai proposé une articulation de l'appareil psychique sur la base de laquelle on peut représenter une série de relations d'une façon simple et claire. Sur d'autres points, par exemple ce qui concerne l'origine et le rôle du surmoi, il reste suffisamment d'obscurités et d'éléments non réglés. On peut maintenant faire en sorte qu'un tel dispositif se montre aussi utilisable et profitable pour d'autres sujets, ne serait-ce que pour voir dans une nouvelle conception ce

---

1. Sigmund Freud, *Le Moi et le Ça* (1923), traduit par Jean Laplanche, préface d'Élise Pestre, Paris, Payot, coll. « Petite Bibliothèque Payot », 2010.

qui est déjà connu, le disposer autrement et le décrire de manière plus convaincante. Avec une telle application, on pourrait obtenir un retour avantageux, de la théorie grise à l'expérience toujours verdissante [1].

Dans le texte en question sont décrits les multiples dépendances du moi, sa position médiane entre le monde extérieur et le ça, et son effort pour être en même temps à la volonté de tous ses maîtres. Dans l'ensemble de réflexions suscitées par ailleurs [2], qui ont eu pour objet la formation et la prévention des psychoses, je trouve maintenant une formule simple concernant ce qui est peut-être la plus importante différence génétique entre les névroses et les psychoses : *la névrose*

---

1. Allusion à deux vers du *Faust* de Goethe : « Grise, mon ami, est toute théorie, / Et vert l'arbre d'or de la vie » (I, v. 2038-2039). *(N.d.É.)*

2. Freud se réfère ici notamment à l'article de Sándor Ferenczi et Istvan Hollós, « La psychanalyse des troubles mentaux de la paralysie générale » (1922), *in* Sándor Ferenczi, *Psychanalyse III. Œuvres complètes, 1919-1926*, traduit par Judith Dupont et Myriam Viliker, Paris, Payot, 1974, p. 156-172. *(N.d.É.)*

résulterait plutôt d'un conflit entre le moi et son ça, mais la psychose, elle, est l'issue analogue d'un trouble du même type dans les relations entre le moi et le monde extérieur.

Il est certainement justifié d'appeler à la méfiance envers des solutions aussi simples. Notre espoir le plus extrême ne demandera pas davantage que de voir cette formule se vérifier *grosso modo*. Mais ce serait déjà quelque chose. On pense aussitôt à toute une série d'idées et de découvertes qui semblent confirmer notre proposition. Les névroses de transfert naissent, d'après les résultats de toutes nos analyses, du fait que le moi ne veut pas recevoir une puissante motion pulsionnelle dans le ça et l'aider à trouver sa solution motrice, ou lui conteste l'objet qu'il vise. Le moi se défend ensuite par le mécanisme du refoulement ; le refoulé se rebelle contre le destin, se fait représenter par des moyens sur lesquels le moi n'a pas de pouvoir, par un substitut qui s'impose au moi par le moyen d'un compromis, le symptôme ; le moi trouve son unité menacée et endommagée par cet intrus, il poursuit le combat contre le symptôme, de même qu'il s'était protégé contre la motion pulsionnelle originelle. De tout cela résulte le tableau de la névrose. On peut légitimement penser que le moi, quand il anticipe le refoulement, suit au fond les ordres de son surmoi, ordres qui à leur tour découlent de telles influences du monde extérieur réel qui ont trouvé dans le surmoi le moyen d'être représentées. Il en reste donc que le moi s'est tourné du côté de ces puissances, si bien qu'il y a en lui des exigences plus fortes que les revendications pulsionnelles du ça et que le moi est la puissance qui met en œuvre le refoulement contre cette participation du ça et le consolide par le contre-investissement de la résistance. Au service du surmoi et de la réalité, le moi est entré en conflit avec le ça, et c'est ainsi que les choses se passent dans toutes les névroses de transfert.

De l'autre côté, il nous sera également facile, d'après ce que nous avons compris jusqu'ici du mécanisme des psychoses, d'introduire des exemples tendant à montrer que le rapport entre le moi et le monde extérieur y est troublé. Dans l'*amentia* de Meynert [1], la confusion hallucinatoire aiguë est peut-être la forme de psychose la plus extrême, la plus frappante. Le monde extérieur n'est pas du tout perçu, ou bien sa perception reste totalement inefficace. Normalement, le monde extérieur exerce sa domination sur le moi de deux manières : premièrement, par les perceptions actuelles qui peuvent toujours se renouveler, deuxièmement, par le trésor que constitue le souvenir de perceptions antérieures, qui comme « monde antérieur » forment une propriété et une composante du moi. Or, dans l'*amentia*, ce n'est pas seulement, l'admission de nouvelles perceptions qui est

---

1. Theodor Meynert, *Klinische Vorlesungen über Psychiatrie auf wissenschaftlichen Grundlagen für Studierende und Aerzte, Jusristen und Psychologen*, Vienne, Braumüller, 1890, trad. fr. *in* Christine Lévy-Friesacher, *Meynert-Freud : l'amentia*, Paris, PUF, 1983, p. 60-166. Sur l'existence d'un « inconscient amential », voir Christophe Dejours, *Le Corps, d'abord. Corps biologique, corps érotique et sens moral*, Paris, Payot, coll. « Petite Bibliothèque Payot », 2003. *(N.d.É.)*

refusée, mais aussi le monde intérieur, qui représentait ce dernier en qualité de copie du monde extérieur, et se voit retirer sa signification (investissement) ; le moi se crée par sa propre volonté un nouveau monde extérieur et intérieur. Deux faits sont indubitables : ce nouveau monde est construit dans le sens où le veut le ça ; et le fait que la réalité s'est refusée aux désirs d'une façon grave, apparue comme insupportable, est le motif de cette rupture avec le monde extérieur. La parenté intérieure de cette psychose avec le rêve normal ne doit pas être méconnue, mais la condition du rêve est l'état de sommeil, dont l'un des caractères est le détachement total par rapport à la perception et au monde extérieur.

D'autres formes de psychose, les schizophrénies, on sait qu'elles tendent à déboucher dans l'hébétude affective, c'est-à-dire à la perte de toute relation avec le monde extérieur. Au sujet de la genèse des délires, quelques analyses nous ont enseigné que la folie se trouve comme une pièce posée là où était à l'origine une faille dans la relation avec le monde extérieur. Si la solution du conflit avec le monde extérieur n'est pas encore beaucoup plus visible qu'elle ne l'est maintenant, c'est que, dans le tableau clinique de la psychose, les manifestations du processus pathogène sont souvent recouvertes par celles d'une tentative de guérison ou de reconstruction.

L'étiologie commune pour l'apparition d'une psychonévrose ou d'une psychose reste toujours la frustration, le non-accomplissement de ces désirs infantiles éternellement indomptés, qui prennent racine si profondément dans les déterminations phylogénétiques de notre organisme. Le dernier motif de cette frustration est toujours extérieur. Dans des cas isolés, elle émane de cette instance interne (dans le surmoi) qui s'est chargée de représenter les exigences de la réalité. L'effet pathogène dépend du fait que le moi reste fidèle à sa dépendance vis-à-vis du monde extérieur et essaie de bâillonner le ça, ou s'il se laisse dominer par le ça et ainsi arracher à la réalité. Une complication est introduite dans cette situation apparemment simple par l'existence du surmoi qui, dans un enchaînement pas encore élucidé, réunit en lui des influences venant du ça aussi bien que du monde extérieur, et qui, en une certaine mesure, est un modèle idéal pour ce à quoi vise toute tendance du moi, à savoir la réconciliation de ses multiples dépendances. Le comportement du surmoi devrait être pris en considération dans toutes les formes de la maladie psychique, ce que l'on n'a pas fait jusqu'à présent. Mais nous pouvons provisoirement postuler qu'il doit y avoir aussi des affections reposant sur un conflit entre le moi et le surmoi. L'analyse nous donne le droit de supposer que la mélancolie est un cas exemplaire de ce groupe, et ensuite nous devrions revendiquer pour de tels troubles le nom de « psychonévroses narcissiques ». Que nous trouvions des motifs de dissocier des états comme avec nos sentiments, si nous trouvons des motifs de dissocier des états comme la mélancolie des autres psychoses cadrerait assez bien avec nos impressions. Mais nous remarquons alors que nous pouvions perfectionner notre simple formule génétique sans l'abandonner pour autant. La névrose de transfert correspond au conflit entre le moi et le ça ; la psychose, au conflit entre le moi et le monde extérieur. Nous ne pourrions certes dire d'emblée si nous avons réellement acquis des connaissances ou si nous avons seulement enrichi notre trésor de formules, mais je pense que cette possibilité d'application doit tout de même nous encourager à garder à l'esprit l'articulation proposée de l'appareil psychique en moi, surmoi et ça.

L'affirmation selon laquelle les névroses et les psychoses naissent des conflits entre le moi et les différentes instances qui le dominent, autrement dit d'un échec dans la fonction du moi, qui manifeste pourtant un effort pour réconcilier entre elles les différentes revendications – cette affirmation, donc, pour être complète, demande une nouvelle discussion. On voudrait savoir dans quelles circonstances et grâce à quels moyens le moi réussit à échapper à de tels conflits, certainement toujours présents, sans tomber dans la maladie. C'est maintenant un nouveau domaine de recherche, dans lequel les facteurs les plus divers seront pris en considération. Mais deux éléments peuvent d'ores et déjà être soulignés. L'issue de toutes les situations dépendra incontestablement des rapports économiques, de la grandeur relative des tendances qui luttent entre elles. Et par ailleurs, il sera possible au moi d'éviter la rupture de tel ou tel côté en se déformant lui-même, en acceptant de renoncer à son unité, éventuellement en se fissurant et en se morcelant. Ainsi, les inconséquences, les extravagances et les folies des hommes étaient mises sous le même jour que leurs perversions sexuelles, dont l'adoption a évité bien des refoulements.

Pour conclure, il faut se demander quel mécanisme similaire à un refoulement peut permettre au moi de se séparer du monde extérieur. Mon opinion est que l'on ne peut répondre à cette question sans se livrer à de nouvelles études : mais ce mécanisme devrait, comme le refoulement, tenir à un retrait par le moi de l'investissement émis vers l'extérieur.

La perte de la réalité
dans la névrose et la psychose [1]

---

1. Ce texte, intitulé en allemand « Der Realitätsverlust bei Neurose und Psychose », a paru pour la première fois en octobre 1924 dans l'*Internationale Zeitschrift für Psychoanalyse* (vol. X, n° 4, p. 374-379). Il est ici proposé dans une traduction inédite, due à Nicole Casanova.

J'ai récemment [1] défini l'un des traits qui distinguent la névrose et la psychose : dans la première, le moi, en situation de dépendance par rapport à la réalité, réprime un fragment du ça (vie pulsionnelle), tandis que le même moi, dans la psychose, se retire d'un fragment de la réalité en se mettant au service du ça. Pour la névrose, la suprématie de l'influence du réel serait donc déterminante, et pour la psychose ce serait celle du ça. La perte de la

---

1. Freud fait allusion ici à l'article « Névrose et psychose » (voir ci-dessus, p. 27-36) qu'il a publié quelques mois plus tôt et dont ce texte-ci est une prolongation. *(N.d.É.)*

réalité sera donnée d'emblée pour la psychose ; pour la névrose, on devrait penser qu'elle est évitée.

Mais cela ne s'accorde nullement à un fait dont nous pouvons tous faire l'expérience : chaque névrose trouble de quelque manière la relation du malade avec la réalité, elle est pour lui un moyen de se retirer d'elle et, dans des formes graves, signifie directement une fuite hors de la vie réelle. Cette contradiction donne à réfléchir. Elle est cependant facile à écarter, et son élucidation n'aura fait qu'aider à notre compréhension de la névrose.

La contradiction ne subsiste en effet qu'aussi longtemps que nous pouvons envisager la situation initiale de la névrose, pendant laquelle le moi entreprend le refoulement d'une motion pulsionnelle au service de la réalité. Mais ce n'est pas encore la névrose elle-même. Celle-ci consiste davantage dans les processus qui apportent un dédommagement à la partie lésée du ça, c'est-à-dire dans la réaction contre le refoulement et dans l'échec de celui-ci. Le relâchement du rapport à la réalité est alors la conséquence de

La perte de la réalité / 41

cette seconde étape dans la formation de la névrose, et nous ne devrions pas nous étonner si un examen détaillé montrait que la perte de la réalité porte justement sur ce fragment de réalité dont l'exigence eut pour résultat le refoulement pulsionnel.

Caractériser la névrose comme le résultat d'un refoulement raté n'a rien de nouveau. Nous l'avons toujours dit ainsi, et c'était seulement dans le nouveau système qu'il était nécessaire de le répéter. La réflexion mentionnée réapparaît d'ailleurs d'une manière particulièrement expressive s'il s'agit d'un cas de névrose dont la cause (la « scène traumatique ») est connue, et où l'on peut voir comment la personne se détourne d'une telle expérience et l'abandonne à l'amnésie. Je veux par exemple revenir à un cas analysé il y a de longues années [1], où une jeune fille amoureuse de son beau-frère est bouleversée, au lit de mort de sa sœur, par une idée :

---

1. Il s'agit d'Elisabeth von R. – de son vrai nom Ilona Weiss – dont l'analyse est relatée en 1895 dans les *Études sur l'hystérie*. (N.d.É.)

« Maintenant il est libre et il peut t'épouser. » Cette scène est aussitôt oubliée, et ainsi commence le processus de régression qui mène aux douleurs hystériques. Mais justement, il est ici instructif de voir par quels moyens la névrose essaie de régler le conflit. Elle déprécie le changement réel en refoulant la revendication pulsionnelle en question, c'est-à-dire l'amour pour le beau-frère. La réaction psychotique aurait été de nier le fait de la mort de la sœur.

On pourrait maintenant s'attendre à ce que, lors de l'apparition de la psychose, surgisse quelque chose d'analogue au processus de la névrose, entre autres instances, bien entendu. Et donc à ce que, dans la psychose aussi, deux étapes apparaissent clairement, la première coupant cette fois le moi de la réalité, et la seconde voulant réparer les dommages et rétablir la relation avec la réalité, aux dépens du ça. On peut réellement aussi observer quelque chose d'analogue à la psychose ; il y a également là deux étapes dont la seconde porte en soi le caractère de la réparation ; mais ensuite l'analogie cède la place à une

La perte de la réalité / 43

similitude des processus qui va beaucoup plus loin. La deuxième étape de la psychose veut aussi compenser la perte de la réalité, non pas toutefois aux dépens d'une limitation du ça, comme cela se produisait dans la névrose aux dépens de la relation avec la réalité, mais par un autre moyen. La psychose emprunte une voie plus autocratique, elle crée une nouvelle réalité à laquelle on ne se heurte pas comme à celle qui est abandonnée. La seconde étape est dans la névrose comme dans la psychose, portée par les mêmes tendances, elle se met dans les deux cas au service du désir de puissance du ça, qui ne se laisse pas dominer par la réalité. Névrose et psychose sont donc toutes les deux des expressions de la rébellion du ça contre le monde extérieur, de son déplaisir ou, si l'on veut, de son incapacité à s'adapter à la nécessité réelle, *άνανκη*. Névrose et psychose se distinguent beaucoup plus l'une de l'autre dans la première réaction qui les introduit, que dans la tentative de réparation qui la suit.

La différence du début s'exprime dans le résultat final : dans la névrose, un fragment de la réalité est évité au moyen de la fuite, mais dans la psychose il est reconstruit. Ou bien : dans la psychose, la fuite du début est suivie par une phase active de reconstruction, dans la névrose succède à une obéissance initiale une tentative ultérieure de fuite. Ou en d'autres termes : la névrose ne nie pas la réalité, elle veut seulement ne rien en savoir ; la psychose, quant à elle, la nie et cherche à la remplacer. Nous appelons normal ou « sain » un comportement qui unit certains traits des deux réactions, nie aussi peu la réalité que la névrose, mais ensuite, comme la psychose, s'efforce de la modifier. Ce comportement approprié, normal, conduit naturellement à un travail extérieur sur le monde extérieur, et ne se contente pas comme dans la psychose d'établir des changements intérieurs. Ce n'est plus *autoplastique*, mais *alloplastique*[1].

---

1. Freud reprend ici deux termes de Ferenczi. Voir Sándor Ferenczi, « Phénomènes de matérialisation hystériques » (1919), in *Psychanalyse III. Œuvres complètes, 1919-1926*, traduit par Judith Dupont et Myriam Viliker, Paris, Payot, 1974, p. 58. *(N.d.É.)*

La perte de la réalité / 45

 Le remaniement de la réalité se produit dans la psychose au contact des sédiments psychiques des relations établies jusqu'alors avec elle, donc aux traces mnésiques, aux représentations et jugements que l'on avait jusqu'à présent obtenus d'elle et par lesquels elle était représentée dans la vie psychique. Mais cette relation n'a jamais été fermée, elle a constamment été enrichie et modifiée par de nouvelles perceptions. Ainsi se pose aussi pour la psychose la tâche de se procurer de telles perceptions qui correspondraient à la nouvelle réalité, but qui est atteint de la manière la plus radicale au moyen de l'hallucination. Or, quand les illusions mnésiques, les délires et les hallucinations présentent, sous tant de formes et de cas de psychose, le caractère le plus gênant qui soit et sont liés à un développement d'angoisse, c'est sans doute un signe que tout le processus de changement se heurte à la vive résistance de certaines forces. On peut concevoir ce processus selon le modèle de la névrose, mieux connu de nous. Nous voyons ici qu'une réaction d'angoisse se produit chaque fois que la pulsion refoulée fait une avancée, et que le résultat du conflit est seulement un compromis et donc une satisfaction imparfaite. Vraisemblablement, dans la psychose, le fragment de réalité refusé s'impose sans cesse à la vie psychique, comme le fait la pulsion refoulée dans la névrose, raison pour laquelle dans les deux cas les conséquences sont les mêmes. L'élucidation des divers mécanismes qui, dans les psychoses, doivent détourner de la réalité et en reconstruire une autre, de même que celle de l'ampleur du succès qu'ils peuvent obtenir, sont des tâches que la psychiatrie spécialisée n'a pas encore entreprises.

Il y a donc une autre analogie entre névrose et psychose : dans les deux cas, la tâche entreprise au cours de la deuxième étape échoue partiellement, la pulsion refoulée ne parvient pas à se créer de substitut complet (névrose) et la représentation de la réalité ne se laisse pas couler dans des moules adéquats (du moins pas dans les anciens moules des maladies psychiques). Mais dans les deux cas, les accents sont différemment répartis. Dans

La perte de la réalité / 47

la psychose, l'accent repose tout entier sur la première étape, qui est en soi morbide et ne peut mener qu'à la maladie ; dans la névrose, au contraire, il porte sur une deuxième étape : l'échec du refoulement, tandis que la première étape peut réussir, et le fait même d'innombrables fois en conservant une bonne santé, même si cela ne va pas toujours sans frais ni sans laisser des traces de la dépense psychique de la dépense psychique demandée. Ces différences, et peut-être encore beaucoup d'autres, sont la conséquence de la différence topique dans la situation de départ du conflit pathogène, suivant que le moi a cédé à son attachement à l'égard du monde réel ou à sa dépendance à l'égard du ça.

La névrose se contente en règle générale d'éviter le fragment de réalité en question et de se protéger contre toute rencontre avec lui. Mais la forte différence entre névrose et psychose est atténuée par le fait que, dans la névrose aussi, il ne manque pas de tentatives pour remplacer la réalité non souhaitée par une plus conforme aux désirs. La possibilité en est donnée par l'existence d'un *monde fantasmatique*, un domaine qui, en son temps, lors de l'instauration du principe de réalité, a été séparé du monde extérieur réel, après quoi il a été laissé libre, à la manière d'une « réserve », par rapport aux nécessités de la vie. Non qu'il soit inaccessible au moi, mais il en dépend par un lien lâche. Dans ce monde fantasmatique, la névrose puise le matériel que demandent ses nouvelles formations de désir, et le trouve habituellement par le chemin de la régression vers un passé réel plus satisfaisant.

Il ne fait guère de doute que le monde fantasmatique joue dans la psychose le rôle de magasin où l'on va chercher la matière ou le modèle servant à construire la nouvelle réalité. Mais le nouveau monde fantasmatique de la psychose veut se mettre à la place de la réalité extérieure ; alors que celui de la névrose, au contraire, aime s'appuyer, comme un jeu d'enfant, sur un fragment de la réalité, lui prête une signification particulière et un sens secret que nous appelons, d'un mot pas tout à fait exact, *symbolique*. Ainsi, pour les deux, névrose comme psychose, la question qui se pose est non seulement celle de *la perte de la réalité*, mais aussi celle d'un *substitut de la réalité*.

L'importance de Freud pour le Mouvement d'hygiène mentale [1]

par Sándor Ferenczi

---

1. Ce texte, intitulé « Freud's Importance for the Mental Hygiene Movement », a paru pour la première fois en 1926 dans la revue *Mental Hygiene* (vol. X, p. 673-676), alors que Ferenczi effectuait un séjour de plusieurs mois aux États-Unis. Sa traduction française, due à Judith Dupont et Myriam Viliker, est extraite de *Psychanalyse III. Œuvres complètes, 1919-1926*, Paris, Payot, 1974, p. 385-388. *(N.d.É.)*

C'est avec grand plaisir que je réponds
à la demande amicale du Dr Frankwood
Williams [1] qui m'invite à dire quelques mots

---

1. Frankwood E. Williams (1883-1936), psychiatre américain, membre du National Comittee for Mental Hygiene depuis 1911, était alors le médecin-chef de cet organisme fondé en 1909 par Clifford Beers et Adolf Meyer, dont l'objectif était de promouvoir une psychiatrie scientifique, d'améliorer la condition des personnes internées en hôpital psychiatrique, et d'œuvrer pour la prévention, dès l'enfance, des maladies mentales. Williams, qui était analysé par Otto Rank, avait invité Ferenczi à venir prononcer à New York une série de conférences. En 1937, il fondera avec d'autres la célèbre revue *Psychoanalytic Quaterly*, qu'il dirigera jusqu'à sa mort. *(N.d.É.)*

des relations possibles entre le Mouvement d'hygiène mentale et la méthode psychologique et thérapeutique créée et élaborée par Freud. Je suis depuis longtemps convaincu que l'importance de ces relations a été sous-estimée. La théorie psychanalytique s'est intéressée principalement à l'investigation des névroses, dont elle a tiré toutes ses nouvelles connaissances ; par la suite, elle les a dans une certaine mesure appliquées aux psychoses. On peut donc dire que l'analyse des psychoses s'est limitée à une sorte de psychanalyse appliquée, sans constituer une source de connaissance indépendante.

Cependant, on peut affirmer que la science psychiatrique a largement profité du point de vue psychanalytique. Avant Freud, la psychiatrie ne reposait pas sur la psychologie. On s'efforçait de ramener les symptômes pathologiques à des altérations du cerveau, avec un succès partiel et seulement quand il s'agissait de certaines déficiences liées à des lésions graves du cerveau (troubles psychotiques dans les cas de tumeur cérébrale, de scléroses multiples, consécutives à plusieurs attaques de paralysie, d'inflammation cérébrale, ou encore dans les cas de paralysie progressive et de démence sénile). Toutes les psychoses dites fonctionnelles (la manie, la mélancolie, la paranoïa, la démence précoce, la psychose hystérique et l'*amentia*) restaient inexplicables d'un point de vue anatomique, bien qu'on s'évertuât à démontrer la présence d'altérations microscopiques spécifiques dans tous ces troubles. L'expression « fonctionnel » servait uniquement à masquer notre ignorance. Comment aurions-nous pu expliquer l'altération pathologique du fonctionnement psychique quand nous ignorions tout de son fonctionnement normal ? Au lieu de prendre ces faits en considération, les auteurs de nos manuels de psychiatrie s'abandonnaient à des fantasmes de cellules invisibles, voire d'altérations moléculaires, supposées être à l'origine des psychoses. Il ne vint à l'esprit d'aucun psychiatre de chercher une explication psychologique aux symptômes psychotiques.

Cette position fit qu'ils accordèrent fort peu d'intérêt aux contenus psychiques des productions des malades mentaux. Pour eux, il s'agissait simplement de phénomènes secondaires liés à la prétendue altération organique moléculaire ou fonctionnelle, et ils s'en servaient tout au plus pour formuler le diagnostic ou mettre une étiquette sur le cas. Les productions psychiques du malade étaient qualifiées de « confuses », « stéréotypées », de « fuite de la pensée » et même de « paraphrasie » ou « salade de mots », et on les présentait aux étudiants et visiteurs des hôpitaux psychiatriques comme des curiosités.

Sous l'influence de la psychanalyse, des changements fondamentaux se sont produits dans ce domaine. Freud nous a appris que les névroses, dans la mesure où elles sont « psychogènes », c'est-à-dire d'origine psychique, ne sont pas simplement la conséquence d'un « choc » psychique (conception dont le point de départ plus ou moins avoué reste l'analogie entre le traumatisme physique et le choc cérébral), mais que leurs symptômes sont le produit d'une lutte intrapsychique entre des tendances opposées. Cette lutte interne, qui aboutit au refoulement et à la formation de symptômes chez le névrosé, est quelque chose que nous, les hommes dits normaux, nous pouvons observer en nous-mêmes, tout simplement à l'aide de l'introspection.

La conséquence de cette découverte fut d'abord de rendre la névrose accessible à l'investigation introspective et au traitement, et ensuite de faire disparaître la barrière qui séparait, croyait-on jusque-là, les bien-portants et les névrosés. Les progrès de la recherche montrèrent par la suite que le mur dressé entre névroses et psychoses devait également tomber et que même les actes et processus de pensée les plus extraordinaires des malades mentaux devaient être attribués à des conflits psychiques. Le comportement du malade mental cessait lui aussi d'être absurde et ses propos n'étaient plus considérés comme une « salade de mots » ; l'interprétation judicieuse de leur contenu permettait de rapporter les discours les plus grotesques et les plus confus à des conflits, souvent tragiques, que nous pouvons tous comprendre.

C'est l'analyse de l'activité psychique dans le *rêve* qui fit complètement disparaître le fossé entre maladie mentale et santé mentale, tenu jusque-là pour insurmontable. L'homme le plus normal devient psychotique pendant la nuit : il a des hallucinations, sa personnalité, tant sur le plan logique, éthique et esthétique, subit une transformation fondamentale et prend en général un caractère plus primitif. La science d'antan, logique avec elle-même, présentait également le rêve comme un phénomène psychique dénué d'importance, simplement lié aux changements moléculaires et autres du cerveau pendant le sommeil. Et quand Freud a *interprété* le premier rêve, c'est-à-dire quand il l'a rendu compréhensible malgré sa façade de non-sens, il ne resta plus qu'à abandonner l'idée que santé mentale et maladie mentale ne pouvaient se comparer.

En ce qui concerne le sort des malheureuses victimes de ces maladies, il était extrêmement important que nous puissions constater en nous-mêmes l'aptitude à produire les mêmes actes psychiques que nous qualifions habituellement de « fous ». Les psychiatres se mirent à s'intéresser aux paroles et aux actes étranges du malade mental, ils se mirent à donner un sens à son comportement, à chercher des « relations logiques » entre les mots dans l'incohérence présentée par la fuite des idées ; dans les formes de ses visions, dans les voix de ses hallucinations auditives, ils essayèrent de découvrir les personnes de son histoire qui jouaient un rôle pathogène important.

Il a fallu attendre cette étape pour que la psychiatrie fasse sortir les malades mentaux de leur isolement. À quoi servait de défaire les chaînes des malades mentaux et d'ouvrir leur cellule, comme l'avait fait l'esprit humanitaire du XIXe et du XXe siècle, s'ils restaient tout comme avant isolés et incompris sur le plan psychologique ? Quand on a considéré leurs manifestations elles aussi comme des formes représentatives de tendances humaines universelles, c'est-à-dire *quand on a commencé à comprendre le langage des malades mentaux*, alors seulement on les a acceptés au sein de la communauté humaine.

Un des buts fondamentaux du Mouvement d'hygiène mentale est, à ma connaissance, d'améliorer le sort des malades mentaux, de faciliter leur retour dans la société. On peut espérer que la recherche psychanalytique, pénétrant encore plus profondément les mécanismes de ces formes pathologiques, parviendra un jour à obtenir les mêmes résultats en ce qui concerne le traitement des psychoses que ceux qu'elle connaît dès maintenant dans le traitement des psychonévroses (hystérie, névrose obsessionnelle). En tout cas, la psychanalyse représente actuellement la seule voie qui peut mener à la compréhension des maladies mentales « fonctionnelles », et cette compréhension a déjà largement contribué à améliorer l'état des malades mentaux. Il est donc justifié d'affirmer, comme je l'ai fait tout à l'heure, la parenté des buts poursuivis par la psychanalyse et par le Mouvement d'hygiène mentale. Il faudrait trouver un moyen de favoriser cette visée commune par une collaboration. Et ne serait-ce pas aussi la manière la plus valable de célébrer l'anniversaire du savant [1] qui a permis tous ces progrès ?

---

1. Ce texte a été écrit à l'occasion du soixante-dixième anniversaire de Freud. *(N.d.É.)*

L'importance de Freud / 61

Cette collaboration pourrait consister, d'une part, à donner l'occasion à certains analystes particulièrement expérimentés de se consacrer pendant un certain temps à l'étude des psychoses dans les hôpitaux psychiatriques, et, d'autre part, à créer des bourses pour les médecins de ces établissements afin de leur permettre de saisir les possibilités de formation psychanalytique qui s'offrent actuellement à eux.

ANNEXE

Du mécanisme paranoïaque [1]

par Sigmund Freud

---

1. Les pages qui suivent sont extraites de Sigmund Freud, *Le Président Schreber. Un cas de paranoïa*, traduit par Olivier Mannoni, préface de Denis Pelletier, Paris, Payot, coll. « Petite Bibliothèque Payot », 2011, p. 131-151.

Revenons à ces deux éléments dans lesquels nous voulons placer d'emblée ce que cette forme de pathologie a de caractéristique : le mécanisme de *la formation de symptôme* et celui du *refoulement*.

Nous n'avons certes, dans un premier temps, aucun droit de supposer que ces deux mécanismes sont identiques, que la constitution de symptôme passe par la même voie que le refoulement, par exemple en empruntant le chemin en question dans une direction opposée. Une telle identité n'a en outre rien de très vraisemblable. Mais nous comptons nous abstenir de tout propos à ce sujet avant d'avoir mené notre étude.

Dans la constitution de symptôme en cas de paranoïa, le trait remarquable est surtout celui qui mérite le nom de *projection*. On réprime une perception intérieure et, comme substitut de celle-ci, son contenu vient la remplacer après avoir subi une certaine déformation, en tant que perception de l'extérieur vers la conscience. La déformation consiste, en cas de délire de la persécution, en une transformation de l'affect ; ce qui aurait dû être ressenti, à l'intérieur, comme de l'amour est perçu comme de la haine depuis l'extérieur. On serait tenté de faire passer cet étrange processus pour le plus significatif de la paranoïa et de le présenter comme absolument pathognomonique si l'on ne nous rappelait pas à temps que, premièrement, la projection ne joue pas le même rôle dans toutes les formes de paranoïa ; et que, deuxièmement, elle ne survient pas uniquement dans la paranoïa, mais aussi dans d'autres situations de la vie psychique, mieux, qu'une part régulière de notre attitude à l'égard du monde extérieur lui est attribuée. Lorsque nous ne cherchons pas en nous-mêmes les causes de certaines perceptions sensorielles comme nous cherchons celles d'autres perceptions, mais les déplaçons vers l'extérieur, ce processus normal mérite lui aussi le nom de projection. Ayant ainsi eu l'attention attirée sur le fait que ce sont des problèmes psychologiques plus généraux qui entrent en jeu dans la compréhension de la projection, nous nous décidons à réserver pour un autre contexte l'étude de la projection, et donc du mécanisme de la formation paranoïaque de symptôme, et nous nous tournons vers la question de savoir quelles conceptions nous sommes capables de constituer sur le mécanisme du refoulement dans la paranoïa. Je pars du présupposé que nous trouverons, pour justifier notre renoncement provisoire, l'idée que la nature du processus de refoulement est beaucoup plus étroitement liée à l'histoire de l'évolution de la libido et de la disposition donnée en elle que la nature de la constitution de symptôme.

Dans la psychanalyse, nous avons très généralement établi un lien déductif entre le refoulement et les phénomènes pathologiques. Si nous examinons plus précisément ce qui est appelé « refoulement », nous trouvons motif à décomposer ce processus en trois phases qui autorisent une bonne dissociation conceptuelle.

La première phase est la *fixation*, précurseur et condition de tout « refoulement ». Le fait de la fixation peut être exprimé dans l'idée qu'une pulsion ou une partie de pulsion ne participe pas à l'évolution normalement prévue et, à la suite de cette inhibition du développement, reste à un stade plus infantile. Le courant libidinal en question a à l'égard des formations psychiques ultérieures le comportement d'un courant relevant du système de l'inconscient, celui d'un courant refoulé. Nous avons déjà dit que c'est dans de telles fixations des pulsions que réside la disposition pour l'affection pathologique ultérieure, et nous pouvons ajouter : la détermination, notamment, de l'issue de la troisième phase du refoulement.

La deuxième phase du *refoulement* est à proprement parler le refoulement auquel nous avons surtout pensé jusqu'ici. Il découle des systèmes du moi capables de conscience et ayant atteint un niveau supérieur d'évolution, et peut en réalité être décrit comme une « poussée par l'arrière[1] ». Elle produit l'impression d'un processus essentiellement actif, tandis que la fixation se présente comme une manière, en réalité passive, de rester en arrière. Sont soumis au refoulement ou bien les dérivés psychiques de ces pulsions d'abord restées en arrière lorsque leur amplification a débouché sur le conflit entre eux et le moi (ou les pulsions conformes au moi), ou bien ces tendances psychiques contre lesquelles s'élève, pour d'autres motifs, une forte aversion. Cette aversion ne déboucherait cependant pas sur le refoulement si un lien ne se nouait pas entre les tendances indésirables, destinées à être refoulées, et celles qui ont déjà été refoulées. Là où c'est le cas, le rejet des systèmes conscients et l'attrait pour les inconscients agissent

---

1. *Nachdrängen*. Freud joue ici avec les racines des mots *Verdrängen*, qui signifierait littéralement « pousser mal, pousser de travers », et *Nachdrängen*, qui désigne une poussée arrière mais signifierait dans ce sens une « poussée après coup ». *(N.d.T.)*

dans le même esprit pour la réussite du refoulement. Les deux cas isolés ici ne peuvent en réalité être moins nettement séparés et ne se distinguent que par contribution plus ou moins importante du côté des pulsions refoulées de manière primaire.

Il faut citer, en tant que troisième phase et la plus importante pour les phénomènes pathologiques, celle de l'échec du refoulement, de la *percée*, du *retour du refoulé*. Cette percée se produit à partir du lieu de la fixation et a pour contenu, jusqu'à ce point, une régression du développement de la libido.

Nous avons déjà mentionné les multiples formes de la fixation ; elles sont aussi nombreuses qu'il y a de paliers dans le développement de la libido. Nous devons être prêts à rencontrer d'autres formes diverses dans les mécanismes du refoulement proprement dit et dans ceux de la percée (ou de la constitution de symptôme), et nous pouvons sans doute déjà supposer que nous ne pourrons pas expliquer toutes ces formes diverses par la seule histoire de l'évolution de la libido.

Il est facile de deviner qu'avec ces commentaires, nous côtoyons directement le problème du choix de la névrose, qui ne peut cependant pas être entrepris sans travaux préalables d'une autre nature. Rappelons-nous maintenant que nous avons déjà traité la fixation, remis à plus tard la constitution de symptôme, et limitons-nous à la question de savoir si, de l'analyse du cas Schreber, on peut tirer une indication sur le mécanisme de refoulement (à proprement parler) qui domine dans le cas de la paranoïa.

Au sommet de la maladie, sous l'influence de visions ayant « en partie une nature atroce, mais en partie une indescriptible magnificence » (p. 73 [1]), Schreber se forgea la convic-

---

1. Daniel Paul Schreber, *Denkwürdigkeiten eines Nervenkranken*, Leipzig, Oswald Mutze, 1903. C'est à cette édition que renvoient les paginations données par Freud tout au long de son étude. Le livre de Schreber a été traduit en français par Paul Duquenne et Nicole Sels sous le titre *Mémoires d'un névropathe* (Paris, Seuil, 1975). Pour des raisons, notamment, d'adéquation avec l'interprétation de Freud, les citations de Schreber ont été retraduites par nos soins, y compris le titre, *Denkwürdigkeiten* renvoyant bien plus à des

tion d'une grande catastrophe, d'une fin du monde. Des voix lui disaient que l'œuvre issue de quatorze mille ans de passé était perdue (p. 71) et qu'il ne restait plus à la Terre qu'une durée de deux cent douze ans ; au cours de la dernière période de son séjour dans l'institut de Flechsig, il considéra que ce laps de temps s'était déjà écoulé. Lui-même était « l'unique humain réel encore présent », et les rares personnes humaines qu'il voyait toujours, le médecin, les gardiens et les patients, il les proclamait « hommes arrivés là par miracle et jetés à la va-vite ». De temps en temps, la tendance opposée se frayait elle aussi un chemin ; on lui présentait une feuille de journal dans laquelle on pouvait lire la nouvelle de sa propre mort (p. 81), lui-même était présent sous une deuxième forme de valeur inférieure, et c'est ainsi qu'il était mort doucement, un jour (p. 73). Mais la forme prise par le délire, qui préservait le moi et sacrifiait le monde, se révéla la plus forte, et

---

« mémorables » qu'à des « mémoires », et que nous traduisons par *Faits mémorables*. *(N.d.T.)*

de loin. Il se faisait différentes représentations sur la cause de cette catastrophe ; il pensait tantôt à une glaciation due au retrait du soleil, tantôt à une destruction par tremblement de terre – et, en tant que « spirite », arriva à un rôle d'auteur analogue à celui d'un autre voyant, soi-disant lors du tremblement de terre de Lisbonne en 1755 (p. 91). Ou bien Flechsig était le coupable, dans la mesure où il avait, par ses pouvoirs magiques, propagé crainte et terreur parmi les hommes, détruit les fondements de la religion et provoqué la propagation d'une nervosité et d'une amoralité générales à la suite desquelles des épidémies dévastatrices s'étaient abattues sur les êtres humains (p. 91). En tout cas, la fin du monde avait été la conséquence du conflit survenu entre lui et Flechsig ou, de la manière dont se présentait l'étiologie dans la deuxième phase du délire, la conséquence de sa relation devenue indissoluble avec Dieu, c'est-à-dire la réussite nécessaire de son affection pathologique. Des années plus tard, alors que le Dr Schreber était revenu dans la communauté humaine et n'avait rien pu trouver, dans les livres, partitions et autres objets utilitaires revenus dans ses mains, qui eût été compatible avec l'hypothèse d'un grand fossé temporel dans l'histoire de l'humanité, il admit qu'il ne pouvait plus maintenir sa conception des choses. « Je ne peux éviter de reconnaître qu'*extérieurement, tout est resté tel que c'était. Sur le point de savoir si une profonde transformation interne ne s'est pas accomplie pour autant, nous discuterons plus loin, ci-dessous* » (p. 84-85). Il ne pouvait douter que le monde avait disparu pendant son affection pathologique, et que celui qu'il voyait à présent devant lui n'était pas le bon.

Pareille catastrophe mondiale survenant au palier agité de la paranoïa apparaît fréquemment aussi dans d'autres anamnèses[1]. Sur la base de notre conception de l'investissement libidinal, il ne nous est pas

---

1. Un autre type de « fin du monde », à motivation différente, s'exprime au niveau de l'extase amoureuse (*Tristan et Isolde* de Wagner) ; ici, ce n'est pas le moi, mais l'objet qui aspire tous les investissements offerts au monde extérieur.

difficile d'apporter une explication à cette catastrophe si nous nous laissons guider par l'évaluation des autres êtres comme des « hommes jetés à la va-vite [1] ». Le malade a, globalement, ôté aux personnes de son entourage et du monde extérieur en général l'investissement en libido qui leur était attribué jusqu'alors ; tout est ainsi devenu pour lui indifférent et coupé de ses relations, et doit être expliqué par une rationalisation secondaire comme « miraculés, jetés à la va-vite ». La disparition du monde est la projection de cette catastrophe intérieure ; son monde subjectif a disparu depuis qu'il lui a retiré son amour [2].

---

1. Voir Karl Abraham, « Les différences psycho-sexuelles entre l'hystérie et la démence précoce », in *Œuvres complètes, I : 1907-1914*, Paris, Payot, 2000 ; Carl Gustav Jung, « Examen critique des vues théoriques sur la psychologie de la démence précoce » (1907), in *Psychogenèse des maladies mentales*, Paris, Albin Michel, 2001. Dans le bref texte d'Abraham, on trouve presque toutes les considérations essentielles de cette étude sur le cas Schreber.

2. Peut-être pas seulement l'investissement libidineux, mais l'intérêt en général, c'est-à-dire aussi les

Après la malédiction avec laquelle Faust renonce au monde, le chœur des spectres chante :

« *Hélas ! Hélas !*
Tu l'as détruit,
Le beau monde,
D'un poing puissant :
Il tombe, il croule !
Un demi-Dieu l'a mis en miettes !
[...]
Maître
Des fils de la terre,
Rebâtis-le
Plus splendide.
Bâtis-le dans ton cœur[1] *!* »

Et le paranoïaque le rebâtit, certes pas plus splendide, mais au moins de telle sorte qu'il

---

investissements émanant du moi. Voir plus loin, ci-dessous, le débat sur cette question.

1. Goethe, *Faust*, traduit par Jean Amsler et Olivier Mannoni, Paris, Gallimard, coll. « Folio bilingue », 2007, p. 157. *(N.d.T.)*

Du mécanisme paranoïaque / 77

puisse de nouveau y vivre. Il le construit par le travail de son délire. *Ce que nous considérons comme la production de la maladie, la formation du délire, est en réalité la tentative de guérison, la reconstruction.* Après la catastrophe, cela se fait plus ou moins bien, jamais totalement ; une « transformation intérieure profonde », selon les mots de Schreber (p. 85), s'est emparée du monde. Mais l'homme a reconquis avec les personnes et les choses du monde une relation souvent très intense, même si elle peut aussi être hostile, et qui était jadis d'une tendresse emplie d'espoir. Nous dirons donc que le processus de refoulement proprement dit consiste en un détachement de la libido à l'égard des personnes – et des choses – aimées jusque-là. Il s'accomplit en silence ; nous ne recevons pas de renseignements de sa part, nous sommes forcés de l'étudier à partir des processus ultérieurs. Ce qui se fait bruyamment remarquer à nous, c'est le processus de guérison qui fait régresser le refoulement et ramène la libido vers les personnes qu'elle a abandonnées. Dans le cas de la paranoïa, il s'accomplit par le biais de la projection. Il n'était pas correct de dire que la sensation réprimée à l'intérieur est projetée vers l'extérieur ; nous constatons au contraire que ce qui a été supprimé à l'intérieur revient de l'extérieur. L'étude méticuleuse du processus de projection, que nous avons ajournée à plus tard, nous apportera sur ce point une dernière certitude.

Mais ne soyons pas mécontents que les éléments de compréhension tout juste acquis nous forcent à engager toute une série de nouvelles discussions.

1) La considération suivante nous dit qu'un détachement de la libido ne peut ni survenir exclusivement en cas de paranoïa ni avoir des conséquences aussi funestes là où il intervient autrement. Il est tout à fait possible que le détachement de la libido constitue le mécanisme essentiel et régulier de tout refoulement ; nous n'en savons rien tant que les autres affections liées au refoulement ne sont pas soumises à une étude analogue. Il est certain que dans la vie normale de l'âme (et pas seulement lorsque nous portons le deuil),

nous effectuons constamment ce genre de détachements de la libido à l'égard des personnes ou d'autres objets sans pour cela tomber malade. Lorsque Faust se détache du monde en lançant ses malédictions, cela ne produit pas une paranoïa ou d'autres névroses, mais une ambiance psychique globale. Le détachement à l'égard de la libido, en soi et pour soi, ne peut donc pas être l'élément pathogène dans la paranoïa, il faut un caractère particulier qui puisse distinguer le détachement paranoïaque à l'égard de la libido d'autres types du processus en question. Il n'est pas difficile de proposer un caractère de ce genre. À quoi sert désormais la libido libérée par le détachement ? Normalement, nous cherchons immédiatement un substitut pour l'attachement auquel il a été mis fin ; jusqu'à ce que cette substitution ait réussi, nous maintenons la libre libido en suspens dans la psyché, où elle produit des tensions et influence l'humeur ; dans l'hystérie, la part de libido libérée se transforme en innervations corporelles ou en angoisse ; mais, dans la paranoïa, nous avons un signe clinique du fait que la libido retirée à l'objet est acheminée vers une utilisation particulière. Nous nous rappelons que la plupart des cas de paranoïa présentent un élément de mégalomanie et que la mégalomanie peut à elle seule constituer une paranoïa. Nous voulons en conclure que la libido devenue libre dans la paranoïa est ramenée vers le moi et utilisée pour le faire grandir. On atteint de nouveau ainsi le stade du narcissisme déjà connu dans l'évolution de la libido, dans lequel le moi propre était l'unique objet sexuel. En raison de ce propos clinique, nous supposons que les paranoïaques ont apporté une *fixation dans le narcissisme*, et nous énonçons l'idée que *la régression de l'homosexualité sublimée au narcissisme* indique la somme de la *régression* caractéristique de la paranoïa.

2) Une objection tout aussi tentante peut s'étayer sur l'anamnèse de Schreber (comme sur beaucoup d'autres), dans la mesure où elle fait valoir que le délire de persécution (contre Flechsig) survient indiscutablement plus tôt que le fantasme de fin du monde, si bien que le prétendu retour du refoulé précéderait le

refoulement lui-même, ce qui est manifestement absurde. Au nom de cette objection, nous devons quitter le niveau de la considération la plus générale pour rendre compte en détail d'une situation beaucoup plus compliquée. Il faut admettre qu'un tel détachement de la libido peut tout autant être partiel, un retrait d'un complexe particulier, que général. Le détachement partiel pourrait être de loin le plus fréquent et celui qui introduit la solution générale parce qu'elle est dans un premier temps uniquement motivée par les influences de la vie. On peut alors en rester à la solution partielle ou compléter celle-ci pour en faire une solution générale qui se fait remarquer par la mégalomanie.

Dans le cas de Schreber, le détachement de la libido par rapport à la personne de Flechsig peut tout de même avoir été l'élément primaire ; lui succède immédiatement la démence qui ramène la libido à Flechsig (avec des signes précurseurs négatifs comme marque du refoulement ayant effectivement eu lieu) et abolit ainsi l'œuvre du refoulement. La lutte du refoulement recommence alors, mais utilise cette fois de plus puissants moyens ; dans la mesure où l'objet disputé devient le principal dans le monde extérieur, veut d'une part attirer à lui toute libido, et mobilise d'autre part toutes les résistances contre lui, le combat pour l'objet particulier est comparable à une bataille générale au cours de laquelle la victoire du refoulement s'exprime par la conviction du fait que le monde a disparu et que le soi est resté tout seul. Si l'on se livre à un aperçu des ingénieuses constructions que le délire de Schreber construit dans le domaine religieux (la hiérarchie de Dieu ; les âmes mises à l'épreuve ; les vestibules du ciel ; le Dieu inférieur et le Dieu supérieur), on peut mesurer, à rebours, quelle richesse de sublimation a été menée à l'effondrement par la catastrophe du détachement général de la libido.

3) Une troisième réflexion fondée sur les conceptions développées ici pose la question de savoir si nous voulons admettre le détachement général de la libido à l'égard du monde extérieur comme suffisamment efficace pour l'utiliser comme explication de la

« fin du monde », si, dans ce cas, les investissements du moi retenus ne suffiraient pas forcément à préserver le rapport avec le monde extérieur. On devrait, dans ce cas, ou bien faire coïncider ce que nous appelons l'investissement libidinal (l'intérêt provenant de sources érotiques) avec l'intérêt en général, ou tenir compte de la possibilité qu'une perturbation importante dans le placement de la libido peut aussi introduire une perturbation en rapport dans les investissements du moi. Ce sont des problèmes face auxquels nous sommes encore totalement désarmés et maladroits.

Il en irait autrement si nous pouvions nous fonder sur une théorie confirmée des pulsions. Mais, en vérité, nous ne disposons de rien de tel. Nous concevons la pulsion comme le concept-limite du somatique face au psychique, nous voyons en elle le représentant psychique de puissances organiques et nous admettons la distinction populaire des pulsions du moi et de la pulsion sexuelle, qui nous semble concorder avec la double position biologique de l'entité individuelle qui recherche sa propre conservation et celle de l'espèce. Mais tout le reste est composé de constructions que nous dressons et que nous laissons volontiers tomber de nouveau pour nous orienter dans le fouillis des sombres processus psychiques, et nous attendons précisément des études psychanalytiques sur les processus maladifs de l'âme qu'elles nous forcent à prendre certaines décisions sur la question de la théorie des pulsions. Compte tenu de la jeunesse et de la rareté de ce type d'études, cette attente ne peut pas encore avoir trouvé d'accomplissement.

La possibilité d'effets de la libido sur les investissements du moi pourra donc tout aussi bien être écartée que son inversion, la perturbation secondaire ou induite des processus de la libido par transformations anormales dans le moi. Mieux, il est vraisemblable que les processus de ce type constituent le caractère distinctif de la psychose. Ce qui entre ici en considération pour la paranoïa ne peut pas être précisé à l'heure actuelle. Je voudrais seulement souligner un seul et unique point de vue. On ne peut pas affirmer que le paranoïaque ait totalement retiré son intérêt du monde extérieur, ni qu'il l'ait fait au niveau du refoulement, comme on doit par exemple le faire à propos de certaines autres formes de psychoses hallucinatoires (*amentia* de Meynert [1]). Il perçoit le monde extérieur, il tient compte de ses modifications, l'impression quelles produisent sur lui l'incitent à fournir des éléments d'explication (les hommes « jetés à la va-vite »), et c'est la raison pour laquelle il me semble beaucoup plus vraisemblable que sa relation modifiée au monde soit uniquement

---

1. Voir Theodor Meynert, *Klinische Vorlesungen über Psychiatrie auf Wissenschaftlichen Grundlagen, für Studierende und Ärzte, Juristen und Psychologen*, Vienne, Braumüller, 1890, trad. fr. *in* C. Lévy-Friesacher, *Meynert-Freud : l'amentia*, Paris, PUF, 1983. Sur l'*amentia*, voir Sigmund Freud, « La perte de la réalité dans la névrose et dans la psychose » (1924), in *Névrose, psychose et perversion*, Paris, PUF, 1973 ; et Christophe Dejours, *Le Corps, d'abord. Corps biologique, corps érotique et sens moral*, Paris, Payot, coll. « Petite Bibliothèque Payot », 2003. *(N.d.É.)*

ou avant tout explicable par la baisse de l'intérêt libidinal.

4) Lorsqu'on se penche sur les relations étroites entre la paranoïa et la *dementia praecox*, on ne peut pas écarter la question de savoir comment pareille conception de la première affection pathologique exerce forcément un effet sur la seconde. Il me semble que Kraepelin a accompli une démarche justifiée en fusionnant beaucoup de ce que l'on a jusque-là appelé la paranoïa avec la catatonie et d'autres formes afin d'établir une nouvelle unité clinique pour laquelle le nom de *dementia praecox* est toutefois choisi de manière particulièrement malhabile. À Bleuler, qui désigne le même groupe de formes par le nom de schizophrénie, on pourrait aussi objecter que ce nom ne serait utilisable que si l'on ne se rappelle pas sa signification littérale. Il est pour le reste trop préjudiciable dans la mesure où il utilise comme désignation un caractère dont on postule la nature théorique, et qui plus est un caractère qui n'est pas exclusivement spécifique à l'affection et ne peut être déclaré essentiel à la lumière d'autres conceptions.

Mais la manière dont on nomme les tableaux de maladie n'est pas très importante au bout du compte. Il me semble beaucoup plus essentiel de maintenir la paranoïa comme un type clinique autonome, même si son tableau est encore si souvent compliqué par des traits schizophréniques, car sous l'angle de la théorie de la libido, on peut la distinguer de la *dementia praecox* par une autre localisation de la fixation disposante et un autre mécanisme de retour (formation de symptôme), avec laquelle elle partagerait le trait principal du refoulement proprement dit, le détachement de la libido avec la régression vers le moi. La meilleure chose serait à mes yeux de donner à la *dementia praecox* le nom de *paraphrénie*, laquelle, ayant en soi un contenu indéterminé, exprime ses relations avec la paranoïa à laquelle on a donné un nom immuable, et rappelle en outre l'hébéphrénie qui s'y est dissoute. On ne tiendrait pas compte ainsi du fait que ce nom a déjà été proposé autrefois pour autre chose, puisque ces autres utilisations ne se sont pas imposées.

Abraham[1] a mené une analyse d'une très grande force sur le fait que, dans le cas de la *dementia praecox*, le caractère constitué par le renoncement de la libido au monde extérieur est particulièrement marqué. C'est à partir de ce caractère que nous étudions le refoulement par détachement de la libido. Nous concevons ici aussi la phase des hallucinations agitées comme une phase de combat du refoulement contre une tentative de guérison qui veut ramener la libido vers ses objets. Dans les délires et les stéréotypies motrices de la maladie, Jung, faisant preuve d'une perspicacité analytique extraordinaire, a reconnu les restes, conservés convulsivement, des anciens investissements d'objet. Cette tentative de guérison que l'observateur prend pour la maladie elle-même n'utilise cependant pas la projection, contrairement à la paranoïa, mais le mécanisme hallucinatoire (hystérique). C'est l'une des grandes différences avec la paranoïa ; cette tenta-

---

1. Karl Abraham, « Les différences psychosexuelles entre l'hystérie et la démence précoce », art. cité.

tive peut faire l'objet d'une explication génétique de l'autre côté. L'issue de la *dementia praecox*, où l'affection ne reste pas trop partielle, apporte la deuxième différence. Elle est, d'une manière générale, moins favorable que celle de la paranoïa ; la victoire ne reste pas, comme dans le cas de cette dernière, à la reconstruction, mais au refoulement. La régression ne va pas seulement jusqu'au narcissisme qui s'exprime dans la mégalomanie, mais jusqu'à l'abandon total de l'objet d'amour et au retour à l'autoérotisme infantile. La fixation disposante doit donc remonter plus loin que la paranoïa, résider au début de l'évolution qui s'efforce d'aller de l'autoérotisme à l'amour portant sur un objet. Il n'est nullement vraisemblable non plus que les impulsions homosexuelles que nous trouvons si fréquemment, peut-être régulièrement, dans la paranoïa, jouent un rôle aussi significatif dans l'étiologie de la *dementia praecox*, qui est beaucoup moins délimitée.

Nos suppositions sur les fixations disposantes dans la paranoïa et la paraphrénie permettent, sans autre forme de procès, de faire comprendre qu'un cas peut commencer avec des symptômes paranoïaques et se développer cependant pour devenir un délire, que les phénomènes paranoïdes et schizophrènes se combinent dans toutes les dimensions, qu'un tableau clinique comme celui de Schreber, qui mérite le nom de délire paranoïaque, englobe le phénomène paraphrénique par surgissement du fantasme de désir et des hallucinations, et le caractère paranoïde par le prétexte, le mécanisme de protection et l'issue. Plusieurs fixations peuvent avoir été abandonnées dans le développement et autoriser tour à tour la percée de la libido repoussée *(abgedrängt)*, par exemple d'abord la fixation acquise ultérieurement, et par la suite de la maladie la fixation originelle, plus proche du point de départ. On aimerait savoir quelles conditions ont permis à ce cas d'être résolu de manière relativement favorable, car on ne se résoudra pas volontiers à rendre seul responsable de cette issue quelque chose d'aussi fortuit que « l'amélioration par changement de lieu » intervenue au moment où Schreber quittait l'institut de

Flechsig. Mais notre connaissance insuffisante des contextes intimes dans cette anamnèse empêche d'apporter une réponse à cette question intéressante. On pourrait émettre sous forme de supposition l'idée que la tonalité essentiellement positive du complexe du père, le rapport vraisemblablement sans trouble, dans la réalité des années ultérieures, avec un père exemplaire ont permis la réconciliation avec le fantasme homosexuel et donc une évolution allant vers la guérison.

Comme je ne crains pas la critique et ne recule pas non plus devant l'autocritique, je n'ai pas de motif d'éviter de mentionner une ressemblance qui nuira peut-être à notre théorie de la libido dans le jugement de nombreux lecteurs. Les « rayons divins » de Schreber, composés par condensation de rayons solaires, de fibres nerveuses et de spermatozoïdes, ne sont en réalité que les investissements libidinaux représentés de manière concrète et projetés vers l'extérieur ; ils font concorder son délire, de manière étonnante, avec notre théorie. Que le monde doive disparaître parce que le moi du malade attire tous les rayons à lui, qu'il doive, ultérieurement, pendant le processus de reconstruction, rester anxieusement attentif à ce que Dieu ne rompe pas le lien établi avec lui par le biais des rayons : ces détails, et quelques autres, de la formation du délire chez Schreber ressemblent presque à des perceptions endopsychiques des processus dont j'ai posé ici l'hypothèse comme base d'une compréhension de la paranoïa. Mais je peux me réclamer du témoignage d'un ami et d'un spécialiste : j'ai développé la théorie de la paranoïa avant que ne me soit connu le contenu du livre de Schreber [1]. L'avenir décidera s'il y a dans la théorie plus de délire que je ne l'aimerais, ou dans le délire plus de vérité que d'autres ne le jugent crédible aujourd'hui.

Enfin, je ne voudrais pas conclure ce travail, qui ne représente tout de même

---

[1]. C'est en effet Jung qui attira l'attention de Freud sur le livre de Schreber. Voir par exemple Emilio Rodrigué, *Freud. Le siècle de la psychanalyse*, nouv. éd., Paris, Payot, 2007, p. 402. *(N.d.É.)*

Du mécanisme paranoïaque / 93

qu'une fraction d'un ensemble plus vaste, sans ouvrir une perspective sur les deux principes centraux vers l'établissement desquels nous dirige la théorie libidinale des névroses et des psychoses : les névroses sont pour l'essentiel issues du conflit du moi avec la pulsion sexuelle, et leurs formes conservent les empreintes de l'histoire du développement de la libido – et du moi.

TABLE

PRÉFACE. Faire surgir la parole là où d'autres s'efforcent de la faire taire, *par Robert Neuburger* 7

Névrose et psychose (Freud) 25
La perte de la réalité dans la névrose et la psychose (Freud) 37
L'importance de Freud pour le Mouvement d'hygiène mentale (Ferenczi) 51

ANNEXE. Du mécanisme paranoïaque (Freud) 63

(Du même auteur, suite)

Deuil et mélancolie
Pour introduire le narcissisme
Névrose et psychose
Inhibition, symptôme et angoisse
Trois mécanismes de défense : le refoulement, le clivage et la dénégation
Le Roman familial des névrosés, et autres textes
La Sexualité infantile
Le Rêve de l'injection faite à Irma
Mémoire, souvenirs, oublis
Du masochisme. Les aberrations sexuelles ; Un enfant est battu ; Le problème économique du masochisme
L'Inquiétant familier, suivi de : *Le Marchand de sable* (E.T.A. Hoffmann)
Une névrose diabolique au XVIIe siècle, précédé de : *La Peau de chagrin* (Honoré de Balzac)
Le Président T.W. Wilson. Portrait psychologique (avec William C. Bullitt)
Sur les névroses de guerre (avec Sándor Ferenczi et Karl Abraham)
Pourquoi la guerre ? (avec Albert Einstein)
Correspondance avec Stefan Zweig

Imprimé par CPI (Barcelona) en octobre 2016–
Dépôt légal : janvier 2016 – *Imprimé en Espagne*